Blood Sugar Log

~ 24-month log book to record glucose levels
~ simple monthly set up to track daily readings
~ includes images to color for your enjoyment

© Copyright 2019 HIP TRACKERS

All rights reserved.

This book or any portion thereof may not be reproduced or used in any manner whatsoever without the express written permission of the publisher except for the use of brief quotations in a book review.

Blood Sugar Tracker

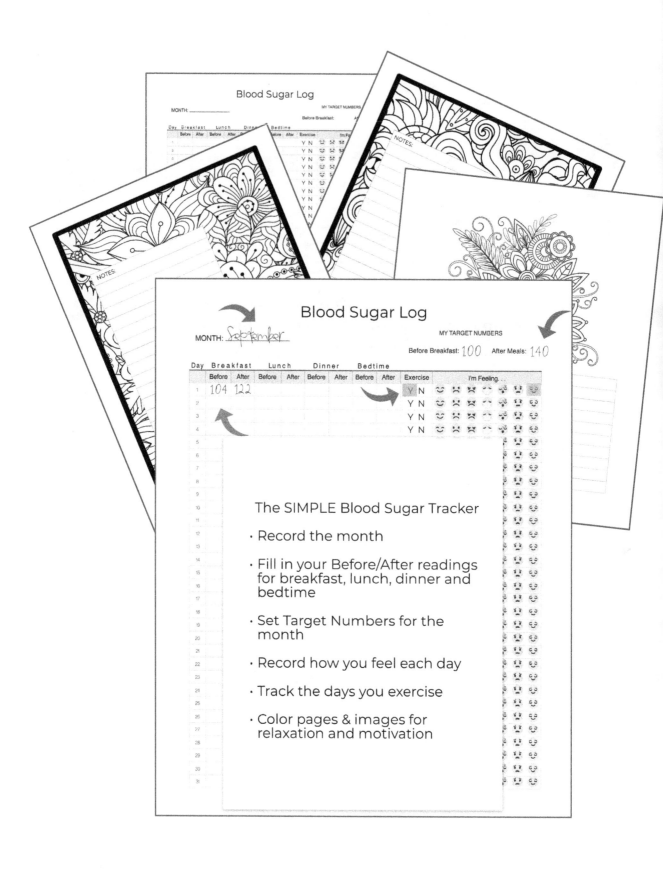

This Book Belongs To
_____

Blood Sugar Log

MONTH: _____

MY TARGET NUMBERS

Before Breakfast: After Meals:

Day	Breakfast Before	Breakfast After	Lunch Before	Lunch After	Dinner Before	Dinner After	Bedtime Before	Bedtime After	Exercise	I'm Feeling...
1									Y N	😊 🙁 😠 😐 😴 😢 😌
2									Y N	😊 🙁 😠 😐 😴 😢 😌
3									Y N	😊 🙁 😠 😐 😴 😢 😌
4									Y N	😊 🙁 😠 😐 😴 😢 😌
5									Y N	😊 🙁 😠 😐 😴 😢 😌
6									Y N	😊 🙁 😠 😐 😴 😢 😌
7									Y N	😊 🙁 😠 😐 😴 😢 😌
8									Y N	😊 🙁 😠 😐 😴 😢 😌
9									Y N	😊 🙁 😠 😐 😴 😢 😌
10									Y N	😊 🙁 😠 😐 😴 😢 😌
11									Y N	😊 🙁 😠 😐 😴 😢 😌
12									Y N	😊 🙁 😠 😐 😴 😢 😌
13									Y N	😊 🙁 😠 😐 😴 😢 😌
14									Y N	😊 🙁 😠 😐 😴 😢 😌
15									Y N	😊 🙁 😠 😐 😴 😢 😌
16									Y N	😊 🙁 😠 😐 😴 😢 😌
17									Y N	😊 🙁 😠 😐 😴 😢 😌
18									Y N	😊 🙁 😠 😐 😴 😢 😌
19									Y N	😊 🙁 😠 😐 😴 😢 😌
20									Y N	😊 🙁 😠 😐 😴 😢 😌
21									Y N	😊 🙁 😠 😐 😴 😢 😌
22									Y N	😊 🙁 😠 😐 😴 😢 😌
23									Y N	😊 🙁 😠 😐 😴 😢 😌
24									Y N	😊 🙁 😠 😐 😴 😢 😌
25									Y N	😊 🙁 😠 😐 😴 😢 😌
26									Y N	😊 🙁 😠 😐 😴 😢 😌
27									Y N	😊 🙁 😠 😐 😴 😢 😌
28									Y N	😊 🙁 😠 😐 😴 😢 😌
29									Y N	😊 🙁 😠 😐 😴 😢 😌
30									Y N	😊 🙁 😠 😐 😴 😢 😌
31									Y N	😊 🙁 😠 😐 😴 😢 😌

Notes

NOTES:

Blood Sugar Log

MONTH: _____

MY TARGET NUMBERS

Before Breakfast: After Meals:

Day	Breakfast		Lunch		Dinner		Bedtime		Exercise	I'm Feeling...
	Before	After	Before	After	Before	After	Before	After		
1									Y N	
2									Y N	
3									Y N	
4									Y N	
5									Y N	
6									Y N	
7									Y N	
8									Y N	
9									Y N	
10									Y N	
11									Y N	
12									Y N	
13									Y N	
14									Y N	
15									Y N	
16									Y N	
17									Y N	
18									Y N	
19									Y N	
20									Y N	
21									Y N	
22									Y N	
23									Y N	
24									Y N	
25									Y N	
26									Y N	
27									Y N	
28									Y N	
29									Y N	
30									Y N	
31									Y N	

Notes

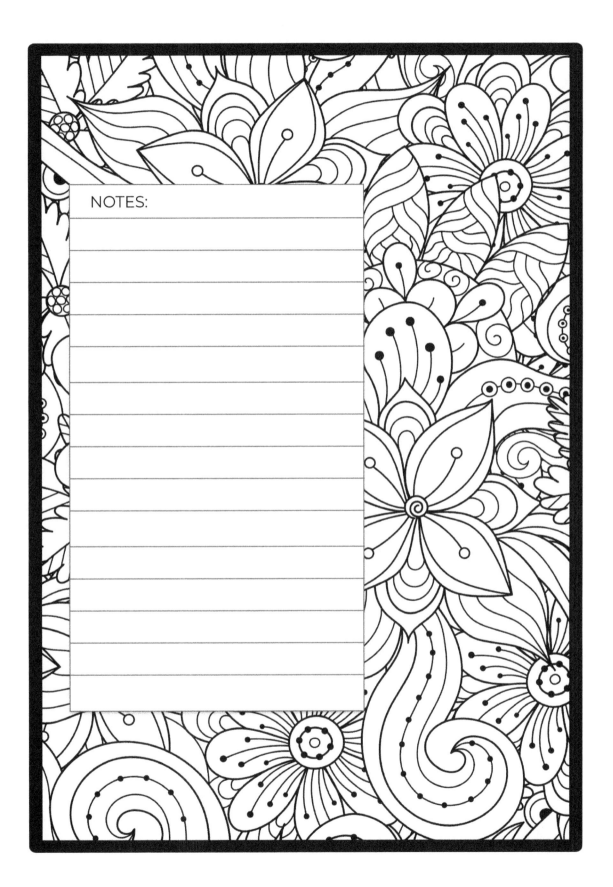

Blood Sugar Log

MONTH: _____

MY TARGET NUMBERS

Before Breakfast: After Meals:

Day	Breakfast		Lunch		Dinner		Bedtime		Exercise	I'm Feeling...
	Before	After	Before	After	Before	After	Before	After		
1									Y N	
2									Y N	
3									Y N	
4									Y N	
5									Y N	
6									Y N	
7									Y N	
8									Y N	
9									Y N	
10									Y N	
11									Y N	
12									Y N	
13									Y N	
14									Y N	
15									Y N	
16									Y N	
17									Y N	
18									Y N	
19									Y N	
20									Y N	
21									Y N	
22									Y N	
23									Y N	
24									Y N	
25									Y N	
26									Y N	
27									Y N	
28									Y N	
29									Y N	
30									Y N	
31									Y N	

Notes

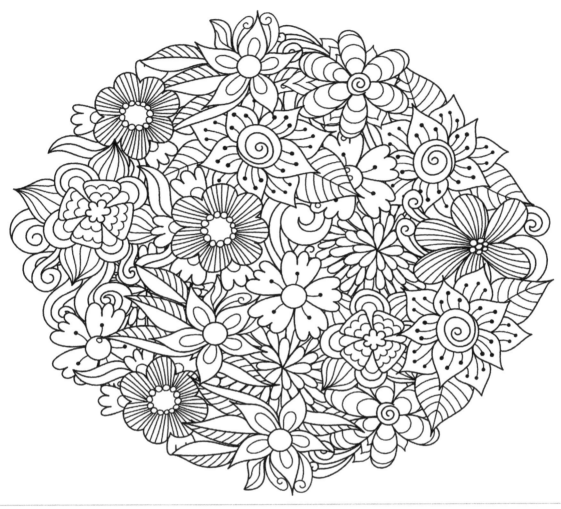

NOTES:

Blood Sugar Log

MONTH: _____

MY TARGET NUMBERS

Before Breakfast: After Meals:

Day	Breakfast		Lunch		Dinner		Bedtime		Exercise	I'm Feeling...
	Before	After	Before	After	Before	After	Before	After		
1									Y N	😊 ☹️ 😠 😐 😴 😢 😚
2									Y N	😊 ☹️ 😠 😐 😴 😢 😚
3									Y N	😊 ☹️ 😠 😐 😴 😢 😚
4									Y N	😊 ☹️ 😠 😐 😴 😢 😚
5									Y N	😊 ☹️ 😠 😐 😴 😢 😚
6									Y N	😊 ☹️ 😠 😐 😴 😢 😚
7									Y N	😊 ☹️ 😠 😐 😴 😢 😚
8									Y N	😊 ☹️ 😠 😐 😴 😢 😚
9									Y N	😊 ☹️ 😠 😐 😴 😢 😚
10									Y N	😊 ☹️ 😠 😐 😴 😢 😚
11									Y N	😊 ☹️ 😠 😐 😴 😢 😚
12									Y N	😊 ☹️ 😠 😐 😴 😢 😚
13									Y N	😊 ☹️ 😠 😐 😴 😢 😚
14									Y N	😊 ☹️ 😠 😐 😴 😢 😚
15									Y N	😊 ☹️ 😠 😐 😴 😢 😚
16									Y N	😊 ☹️ 😠 😐 😴 😢 😚
17									Y N	😊 ☹️ 😠 😐 😴 😢 😚
18									Y N	😊 ☹️ 😠 😐 😴 😢 😚
19									Y N	😊 ☹️ 😠 😐 😴 😢 😚
20									Y N	😊 ☹️ 😠 😐 😴 😢 😚
21									Y N	😊 ☹️ 😠 😐 😴 😢 😚
22									Y N	😊 ☹️ 😠 😐 😴 😢 😚
23									Y N	😊 ☹️ 😠 😐 😴 😢 😚
24									Y N	😊 ☹️ 😠 😐 😴 😢 😚
25									Y N	😊 ☹️ 😠 😐 😴 😢 😚
26									Y N	😊 ☹️ 😠 😐 😴 😢 😚
27									Y N	😊 ☹️ 😠 😐 😴 😢 😚
28									Y N	😊 ☹️ 😠 😐 😴 😢 😚
29									Y N	😊 ☹️ 😠 😐 😴 😢 😚
30									Y N	😊 ☹️ 😠 😐 😴 😢 😚
31									Y N	😊 ☹️ 😠 😐 😴 😢 😚

Notes

Blood Sugar Log

MONTH: _____

MY TARGET NUMBERS

Before Breakfast: After Meals:

Day	Breakfast		Lunch		Dinner		Bedtime		Exercise	I'm Feeling...
	Before	After	Before	After	Before	After	Before	After		
1									Y N	
2									Y N	
3									Y N	
4									Y N	
5									Y N	
6									Y N	
7									Y N	
8									Y N	
9									Y N	
10									Y N	
11									Y N	
12									Y N	
13									Y N	
14									Y N	
15									Y N	
16									Y N	
17									Y N	
18									Y N	
19									Y N	
20									Y N	
21									Y N	
22									Y N	
23									Y N	
24									Y N	
25									Y N	
26									Y N	
27									Y N	
28									Y N	
29									Y N	
30									Y N	
31									Y N	

Notes

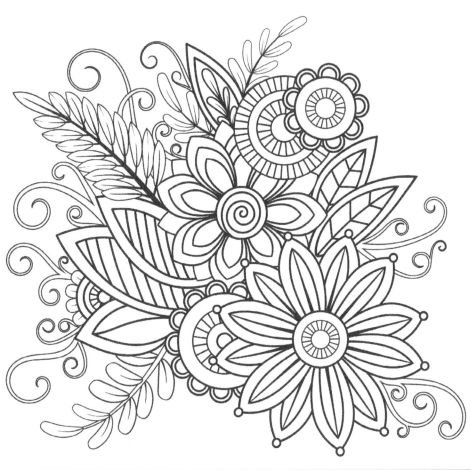

NOTES:

Blood Sugar Log

MONTH: _____

MY TARGET NUMBERS

Before Breakfast: After Meals:

Day	Breakfast		Lunch		Dinner		Bedtime		Exercise	I'm Feeling...
	Before	After	Before	After	Before	After	Before	After		
1									Y N	😊 ☹️ 😠 😐 😴 😢 😌
2									Y N	😊 ☹️ 😠 😐 😴 😢 😌
3									Y N	😊 ☹️ 😠 😐 😴 😢 😌
4									Y N	😊 ☹️ 😠 😐 😴 😢 😌
5									Y N	😊 ☹️ 😠 😐 😴 😢 😌
6									Y N	😊 ☹️ 😠 😐 😴 😢 😌
7									Y N	😊 ☹️ 😠 😐 😴 😢 😌
8									Y N	😊 ☹️ 😠 😐 😴 😢 😌
9									Y N	😊 ☹️ 😠 😐 😴 😢 😌
10									Y N	😊 ☹️ 😠 😐 😴 😢 😌
11									Y N	😊 ☹️ 😠 😐 😴 😢 😌
12									Y N	😊 ☹️ 😠 😐 😴 😢 😌
13									Y N	😊 ☹️ 😠 😐 😴 😢 😌
14									Y N	😊 ☹️ 😠 😐 😴 😢 😌
15									Y N	😊 ☹️ 😠 😐 😴 😢 😌
16									Y N	😊 ☹️ 😠 😐 😴 😢 😌
17									Y N	😊 ☹️ 😠 😐 😴 😢 😌
18									Y N	😊 ☹️ 😠 😐 😴 😢 😌
19									Y N	😊 ☹️ 😠 😐 😴 😢 😌
20									Y N	😊 ☹️ 😠 😐 😴 😢 😌
21									Y N	😊 ☹️ 😠 😐 😴 😢 😌
22									Y N	😊 ☹️ 😠 😐 😴 😢 😌
23									Y N	😊 ☹️ 😠 😐 😴 😢 😌
24									Y N	😊 ☹️ 😠 😐 😴 😢 😌
25									Y N	😊 ☹️ 😠 😐 😴 😢 😌
26									Y N	😊 ☹️ 😠 😐 😴 😢 😌
27									Y N	😊 ☹️ 😠 😐 😴 😢 😌
28									Y N	😊 ☹️ 😠 😐 😴 😢 😌
29									Y N	😊 ☹️ 😠 😐 😴 😢 😌
30									Y N	😊 ☹️ 😠 😐 😴 😢 😌
31									Y N	😊 ☹️ 😠 😐 😴 😢 😌

Notes

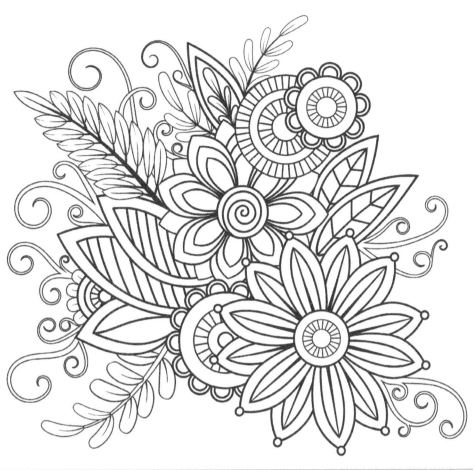

NOTES:

Blood Sugar Log

MONTH: _____

MY TARGET NUMBERS

Before Breakfast: After Meals:

Day	Breakfast		Lunch		Dinner		Bedtime		Exercise	I'm Feeling...
	Before	After	Before	After	Before	After	Before	After		
1									Y N	
2									Y N	
3									Y N	
4									Y N	
5									Y N	
6									Y N	
7									Y N	
8									Y N	
9									Y N	
10									Y N	
11									Y N	
12									Y N	
13									Y N	
14									Y N	
15									Y N	
16									Y N	
17									Y N	
18									Y N	
19									Y N	
20									Y N	
21									Y N	
22									Y N	
23									Y N	
24									Y N	
25									Y N	
26									Y N	
27									Y N	
28									Y N	
29									Y N	
30									Y N	
31									Y N	

Notes

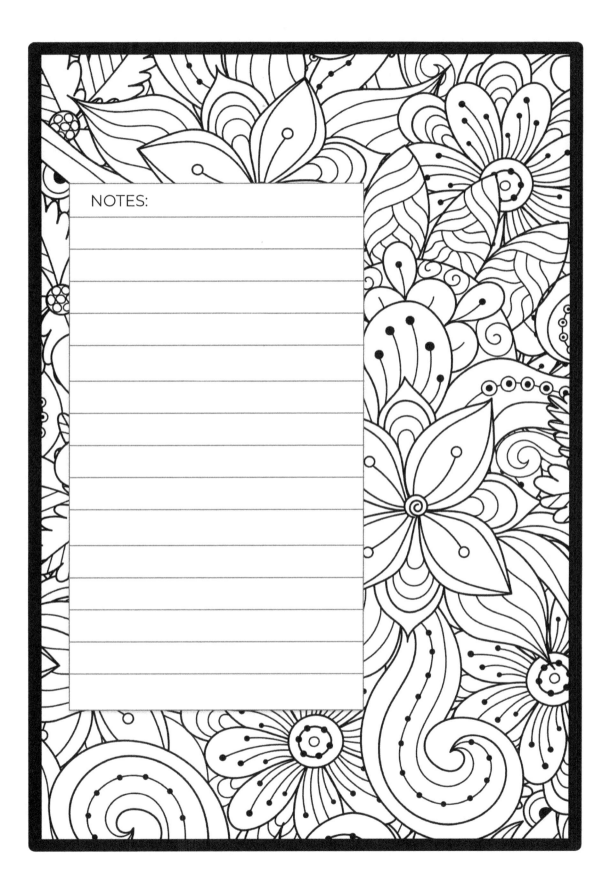

Blood Sugar Log

MONTH: _____

MY TARGET NUMBERS

Before Breakfast: After Meals:

Day	Breakfast		Lunch		Dinner		Bedtime		Exercise	I'm Feeling...
	Before	After	Before	After	Before	After	Before	After		
1									Y N	😊 ☹️ 😠 😐 😴 😢 😌
2									Y N	😊 ☹️ 😠 😐 😴 😢 😌
3									Y N	😊 ☹️ 😠 😐 😴 😢 😌
4									Y N	😊 ☹️ 😠 😐 😴 😢 😌
5									Y N	😊 ☹️ 😠 😐 😴 😢 😌
6									Y N	😊 ☹️ 😠 😐 😴 😢 😌
7									Y N	😊 ☹️ 😠 😐 😴 😢 😌
8									Y N	😊 ☹️ 😠 😐 😴 😢 😌
9									Y N	😊 ☹️ 😠 😐 😴 😢 😌
10									Y N	😊 ☹️ 😠 😐 😴 😢 😌
11									Y N	😊 ☹️ 😠 😐 😴 😢 😌
12									Y N	😊 ☹️ 😠 😐 😴 😢 😌
13									Y N	😊 ☹️ 😠 😐 😴 😢 😌
14									Y N	😊 ☹️ 😠 😐 😴 😢 😌
15									Y N	😊 ☹️ 😠 😐 😴 😢 😌
16									Y N	😊 ☹️ 😠 😐 😴 😢 😌
17									Y N	😊 ☹️ 😠 😐 😴 😢 😌
18									Y N	😊 ☹️ 😠 😐 😴 😢 😌
19									Y N	😊 ☹️ 😠 😐 😴 😢 😌
20									Y N	😊 ☹️ 😠 😐 😴 😢 😌
21									Y N	😊 ☹️ 😠 😐 😴 😢 😌
22									Y N	😊 ☹️ 😠 😐 😴 😢 😌
23									Y N	😊 ☹️ 😠 😐 😴 😢 😌
24									Y N	😊 ☹️ 😠 😐 😴 😢 😌
25									Y N	😊 ☹️ 😠 😐 😴 😢 😌
26									Y N	😊 ☹️ 😠 😐 😴 😢 😌
27									Y N	😊 ☹️ 😠 😐 😴 😢 😌
28									Y N	😊 ☹️ 😠 😐 😴 😢 😌
29									Y N	😊 ☹️ 😠 😐 😴 😢 😌
30									Y N	😊 ☹️ 😠 😐 😴 😢 😌
31									Y N	😊 ☹️ 😠 😐 😴 😢 😌

Notes

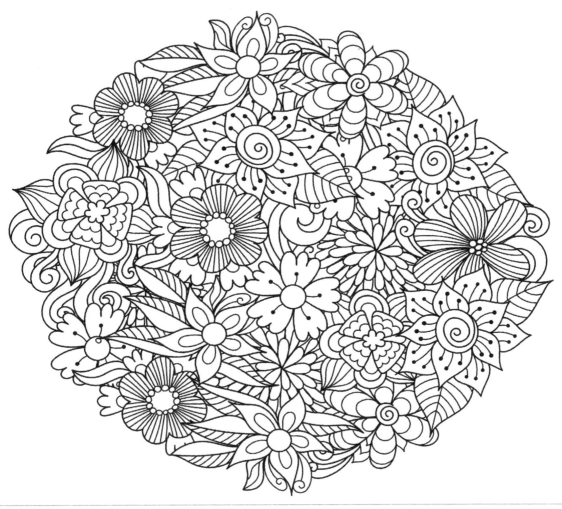

NOTES:

Blood Sugar Log

MONTH: _____

MY TARGET NUMBERS

Before Breakfast: After Meals:

Day	Breakfast		Lunch		Dinner		Bedtime		Exercise	I'm Feeling...
	Before	After	Before	After	Before	After	Before	After		
1									Y N	😊 ☹️ 😠 😐 😴 😢 😌
2									Y N	😊 ☹️ 😠 😐 😴 😢 😌
3									Y N	😊 ☹️ 😠 😐 😴 😢 😌
4									Y N	😊 ☹️ 😠 😐 😴 😢 😌
5									Y N	😊 ☹️ 😠 😐 😴 😢 😌
6									Y N	😊 ☹️ 😠 😐 😴 😢 😌
7									Y N	😊 ☹️ 😠 😐 😴 😢 😌
8									Y N	😊 ☹️ 😠 😐 😴 😢 😌
9									Y N	😊 ☹️ 😠 😐 😴 😢 😌
10									Y N	😊 ☹️ 😠 😐 😴 😢 😌
11									Y N	😊 ☹️ 😠 😐 😴 😢 😌
12									Y N	😊 ☹️ 😠 😐 😴 😢 😌
13									Y N	😊 ☹️ 😠 😐 😴 😢 😌
14									Y N	😊 ☹️ 😠 😐 😴 😢 😌
15									Y N	😊 ☹️ 😠 😐 😴 😢 😌
16									Y N	😊 ☹️ 😠 😐 😴 😢 😌
17									Y N	😊 ☹️ 😠 😐 😴 😢 😌
18									Y N	😊 ☹️ 😠 😐 😴 😢 😌
19									Y N	😊 ☹️ 😠 😐 😴 😢 😌
20									Y N	😊 ☹️ 😠 😐 😴 😢 😌
21									Y N	😊 ☹️ 😠 😐 😴 😢 😌
22									Y N	😊 ☹️ 😠 😐 😴 😢 😌
23									Y N	😊 ☹️ 😠 😐 😴 😢 😌
24									Y N	😊 ☹️ 😠 😐 😴 😢 😌
25									Y N	😊 ☹️ 😠 😐 😴 😢 😌
26									Y N	😊 ☹️ 😠 😐 😴 😢 😌
27									Y N	😊 ☹️ 😠 😐 😴 😢 😌
28									Y N	😊 ☹️ 😠 😐 😴 😢 😌
29									Y N	😊 ☹️ 😠 😐 😴 😢 😌
30									Y N	😊 ☹️ 😠 😐 😴 😢 😌
31									Y N	😊 ☹️ 😠 😐 😴 😢 😌

Notes

Blood Sugar Log

MONTH: _____

MY TARGET NUMBERS

Before Breakfast: After Meals:

Day	Breakfast		Lunch		Dinner		Bedtime		Exercise	I'm Feeling...
	Before	After	Before	After	Before	After	Before	After		
1									Y N	
2									Y N	
3									Y N	
4									Y N	
5									Y N	
6									Y N	
7									Y N	
8									Y N	
9									Y N	
10									Y N	
11									Y N	
12									Y N	
13									Y N	
14									Y N	
15									Y N	
16									Y N	
17									Y N	
18									Y N	
19									Y N	
20									Y N	
21									Y N	
22									Y N	
23									Y N	
24									Y N	
25									Y N	
26									Y N	
27									Y N	
28									Y N	
29									Y N	
30									Y N	
31									Y N	

Notes

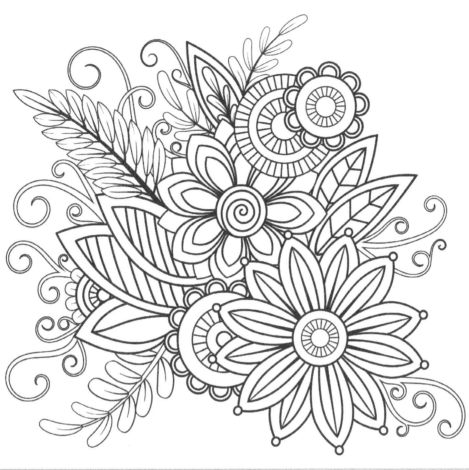

NOTES:

Blood Sugar Log

MONTH: _____

MY TARGET NUMBERS

Before Breakfast: After Meals:

Day	Breakfast		Lunch		Dinner		Bedtime		Exercise	I'm Feeling...
	Before	After	Before	After	Before	After	Before	After		
1									Y N	
2									Y N	
3									Y N	
4									Y N	
5									Y N	
6									Y N	
7									Y N	
8									Y N	
9									Y N	
10									Y N	
11									Y N	
12									Y N	
13									Y N	
14									Y N	
15									Y N	
16									Y N	
17									Y N	
18									Y N	
19									Y N	
20									Y N	
21									Y N	
22									Y N	
23									Y N	
24									Y N	
25									Y N	
26									Y N	
27									Y N	
28									Y N	
29									Y N	
30									Y N	
31									Y N	

Notes

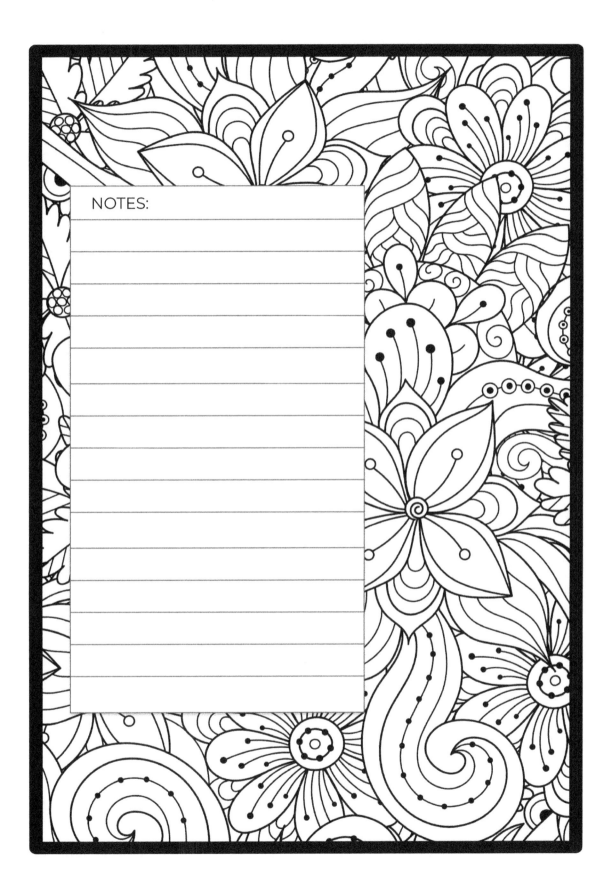

Blood Sugar Log

MONTH: _____

MY TARGET NUMBERS

Before Breakfast: After Meals:

Day	Breakfast		Lunch		Dinner		Bedtime		Exercise	I'm Feeling...
	Before	After	Before	After	Before	After	Before	After		
1									Y N	😊 ☹️ 😠 😐 😴 😰 😌
2									Y N	😊 ☹️ 😠 😐 😴 😰 😌
3									Y N	😊 ☹️ 😠 😐 😴 😰 😌
4									Y N	😊 ☹️ 😠 😐 😴 😰 😌
5									Y N	😊 ☹️ 😠 😐 😴 😰 😌
6									Y N	😊 ☹️ 😠 😐 😴 😰 😌
7									Y N	😊 ☹️ 😠 😐 😴 😰 😌
8									Y N	😊 ☹️ 😠 😐 😴 😰 😌
9									Y N	😊 ☹️ 😠 😐 😴 😰 😌
10									Y N	😊 ☹️ 😠 😐 😴 😰 😌
11									Y N	😊 ☹️ 😠 😐 😴 😰 😌
12									Y N	😊 ☹️ 😠 😐 😴 😰 😌
13									Y N	😊 ☹️ 😠 😐 😴 😰 😌
14									Y N	😊 ☹️ 😠 😐 😴 😰 😌
15									Y N	😊 ☹️ 😠 😐 😴 😰 😌
16									Y N	😊 ☹️ 😠 😐 😴 😰 😌
17									Y N	😊 ☹️ 😠 😐 😴 😰 😌
18									Y N	😊 ☹️ 😠 😐 😴 😰 😌
19									Y N	😊 ☹️ 😠 😐 😴 😰 😌
20									Y N	😊 ☹️ 😠 😐 😴 😰 😌
21									Y N	😊 ☹️ 😠 😐 😴 😰 😌
22									Y N	😊 ☹️ 😠 😐 😴 😰 😌
23									Y N	😊 ☹️ 😠 😐 😴 😰 😌
24									Y N	😊 ☹️ 😠 😐 😴 😰 😌
25									Y N	😊 ☹️ 😠 😐 😴 😰 😌
26									Y N	😊 ☹️ 😠 😐 😴 😰 😌
27									Y N	😊 ☹️ 😠 😐 😴 😰 😌
28									Y N	😊 ☹️ 😠 😐 😴 😰 😌
29									Y N	😊 ☹️ 😠 😐 😴 😰 😌
30									Y N	😊 ☹️ 😠 😐 😴 😰 😌
31									Y N	😊 ☹️ 😠 😐 😴 😰 😌

Notes

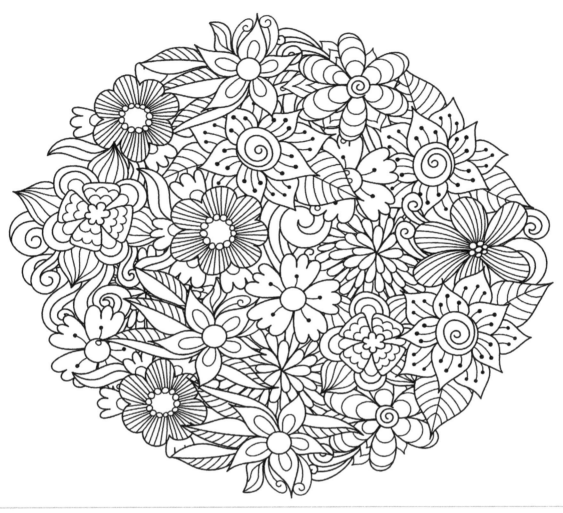

NOTES:

Blood Sugar Log

MONTH: _____

MY TARGET NUMBERS

Before Breakfast: After Meals:

Day	Breakfast		Lunch		Dinner		Bedtime		Exercise	I'm Feeling...
	Before	After	Before	After	Before	After	Before	After		
1									Y N	😊 ☹️ 😠 😐 😴 😟 😌
2									Y N	😊 ☹️ 😠 😐 😴 😟 😌
3									Y N	😊 ☹️ 😠 😐 😴 😟 😌
4									Y N	😊 ☹️ 😠 😐 😴 😟 😌
5									Y N	😊 ☹️ 😠 😐 😴 😟 😌
6									Y N	😊 ☹️ 😠 😐 😴 😟 😌
7									Y N	😊 ☹️ 😠 😐 😴 😟 😌
8									Y N	😊 ☹️ 😠 😐 😴 😟 😌
9									Y N	😊 ☹️ 😠 😐 😴 😟 😌
10									Y N	😊 ☹️ 😠 😐 😴 😟 😌
11									Y N	😊 ☹️ 😠 😐 😴 😟 😌
12									Y N	😊 ☹️ 😠 😐 😴 😟 😌
13									Y N	😊 ☹️ 😠 😐 😴 😟 😌
14									Y N	😊 ☹️ 😠 😐 😴 😟 😌
15									Y N	😊 ☹️ 😠 😐 😴 😟 😌
16									Y N	😊 ☹️ 😠 😐 😴 😟 😌
17									Y N	😊 ☹️ 😠 😐 😴 😟 😌
18									Y N	😊 ☹️ 😠 😐 😴 😟 😌
19									Y N	😊 ☹️ 😠 😐 😴 😟 😌
20									Y N	😊 ☹️ 😠 😐 😴 😟 😌
21									Y N	😊 ☹️ 😠 😐 😴 😟 😌
22									Y N	😊 ☹️ 😠 😐 😴 😟 😌
23									Y N	😊 ☹️ 😠 😐 😴 😟 😌
24									Y N	😊 ☹️ 😠 😐 😴 😟 😌
25									Y N	😊 ☹️ 😠 😐 😴 😟 😌
26									Y N	😊 ☹️ 😠 😐 😴 😟 😌
27									Y N	😊 ☹️ 😠 😐 😴 😟 😌
28									Y N	😊 ☹️ 😠 😐 😴 😟 😌
29									Y N	😊 ☹️ 😠 😐 😴 😟 😌
30									Y N	😊 ☹️ 😠 😐 😴 😟 😌
31									Y N	😊 ☹️ 😠 😐 😴 😟 😌

Notes

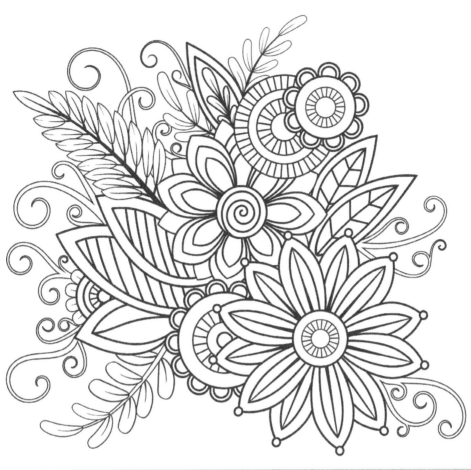

NOTES:

Blood Sugar Log

MONTH: _____

MY TARGET NUMBERS

Before Breakfast: After Meals:

Day	Breakfast		Lunch		Dinner		Bedtime		Exercise	I'm Feeling...
	Before	After	Before	After	Before	After	Before	After		
1									Y N	
2									Y N	
3									Y N	
4									Y N	
5									Y N	
6									Y N	
7									Y N	
8									Y N	
9									Y N	
10									Y N	
11									Y N	
12									Y N	
13									Y N	
14									Y N	
15									Y N	
16									Y N	
17									Y N	
18									Y N	
19									Y N	
20									Y N	
21									Y N	
22									Y N	
23									Y N	
24									Y N	
25									Y N	
26									Y N	
27									Y N	
28									Y N	
29									Y N	
30									Y N	
31									Y N	

Notes

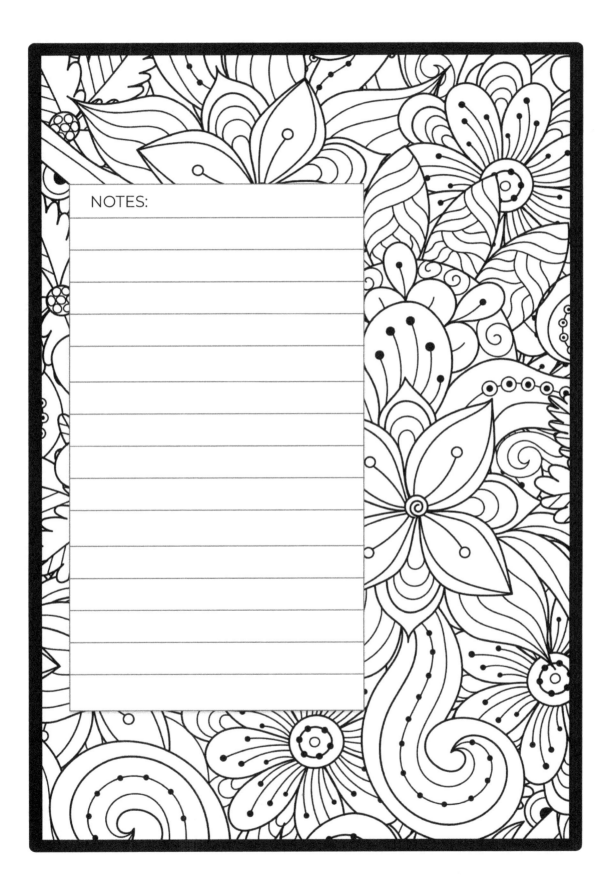

Blood Sugar Log

MONTH: _____

MY TARGET NUMBERS

Before Breakfast: After Meals:

Day	Breakfast		Lunch		Dinner		Bedtime		Exercise	I'm Feeling...
	Before	After	Before	After	Before	After	Before	After		
1									Y N	
2									Y N	
3									Y N	
4									Y N	
5									Y N	
6									Y N	
7									Y N	
8									Y N	
9									Y N	
10									Y N	
11									Y N	
12									Y N	
13									Y N	
14									Y N	
15									Y N	
16									Y N	
17									Y N	
18									Y N	
19									Y N	
20									Y N	
21									Y N	
22									Y N	
23									Y N	
24									Y N	
25									Y N	
26									Y N	
27									Y N	
28									Y N	
29									Y N	
30									Y N	
31									Y N	

Notes

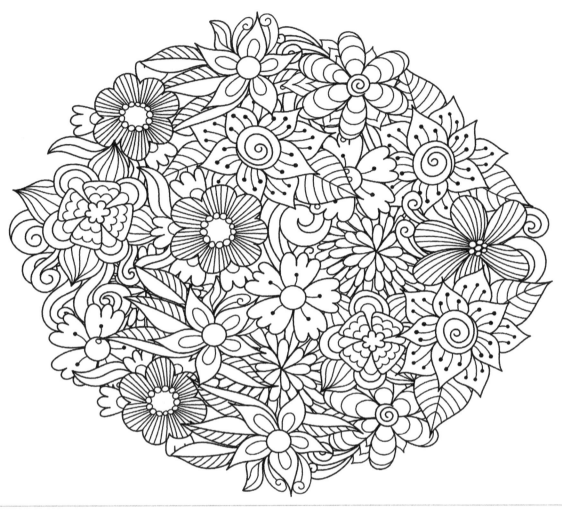

NOTES:

Blood Sugar Log

MONTH: _____

MY TARGET NUMBERS

Before Breakfast: _____   After Meals: _____

Day	Breakfast Before	Breakfast After	Lunch Before	Lunch After	Dinner Before	Dinner After	Bedtime Before	Bedtime After	Exercise	I'm Feeling...
1									Y N	😊 ☹️ 😠 😐 😴 😨 😌
2									Y N	😊 ☹️ 😠 😐 😴 😨 😌
3									Y N	😊 ☹️ 😠 😐 😴 😨 😌
4									Y N	😊 ☹️ 😠 😐 😴 😨 😌
5									Y N	😊 ☹️ 😠 😐 😴 😨 😌
6									Y N	😊 ☹️ 😠 😐 😴 😨 😌
7									Y N	😊 ☹️ 😠 😐 😴 😨 😌
8									Y N	😊 ☹️ 😠 😐 😴 😨 😌
9									Y N	😊 ☹️ 😠 😐 😴 😨 😌
10									Y N	😊 ☹️ 😠 😐 😴 😨 😌
11									Y N	😊 ☹️ 😠 😐 😴 😨 😌
12									Y N	😊 ☹️ 😠 😐 😴 😨 😌
13									Y N	😊 ☹️ 😠 😐 😴 😨 😌
14									Y N	😊 ☹️ 😠 😐 😴 😨 😌
15									Y N	😊 ☹️ 😠 😐 😴 😨 😌
16									Y N	😊 ☹️ 😠 😐 😴 😨 😌
17									Y N	😊 ☹️ 😠 😐 😴 😨 😌
18									Y N	😊 ☹️ 😠 😐 😴 😨 😌
19									Y N	😊 ☹️ 😠 😐 😴 😨 😌
20									Y N	😊 ☹️ 😠 😐 😴 😨 😌
21									Y N	😊 ☹️ 😠 😐 😴 😨 😌
22									Y N	😊 ☹️ 😠 😐 😴 😨 😌
23									Y N	😊 ☹️ 😠 😐 😴 😨 😌
24									Y N	😊 ☹️ 😠 😐 😴 😨 😌
25									Y N	😊 ☹️ 😠 😐 😴 😨 😌
26									Y N	😊 ☹️ 😠 😐 😴 😨 😌
27									Y N	😊 ☹️ 😠 😐 😴 😨 😌
28									Y N	😊 ☹️ 😠 😐 😴 😨 😌
29									Y N	😊 ☹️ 😠 😐 😴 😨 😌
30									Y N	😊 ☹️ 😠 😐 😴 😨 😌
31									Y N	😊 ☹️ 😠 😐 😴 😨 😌

Notes

Blood Sugar Log

MONTH: _____

MY TARGET NUMBERS

Before Breakfast: After Meals:

Day	Breakfast		Lunch		Dinner		Bedtime		Exercise	I'm Feeling...
	Before	After	Before	After	Before	After	Before	After		
1									Y N	
2									Y N	
3									Y N	
4									Y N	
5									Y N	
6									Y N	
7									Y N	
8									Y N	
9									Y N	
10									Y N	
11									Y N	
12									Y N	
13									Y N	
14									Y N	
15									Y N	
16									Y N	
17									Y N	
18									Y N	
19									Y N	
20									Y N	
21									Y N	
22									Y N	
23									Y N	
24									Y N	
25									Y N	
26									Y N	
27									Y N	
28									Y N	
29									Y N	
30									Y N	
31									Y N	

Notes

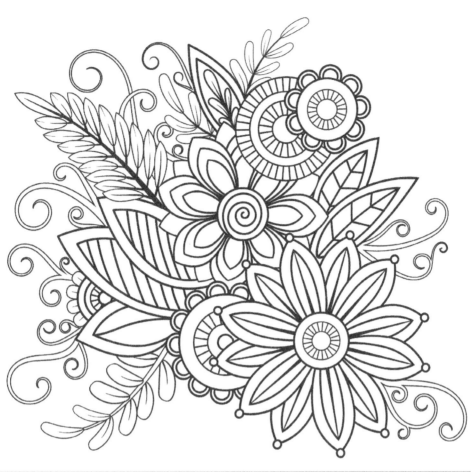

NOTES:

Blood Sugar Log

MONTH: _____

MY TARGET NUMBERS

Before Breakfast: After Meals:

Day	Breakfast		Lunch		Dinner		Bedtime		Exercise	I'm Feeling...
	Before	After	Before	After	Before	After	Before	After		
1									Y N	
2									Y N	
3									Y N	
4									Y N	
5									Y N	
6									Y N	
7									Y N	
8									Y N	
9									Y N	
10									Y N	
11									Y N	
12									Y N	
13									Y N	
14									Y N	
15									Y N	
16									Y N	
17									Y N	
18									Y N	
19									Y N	
20									Y N	
21									Y N	
22									Y N	
23									Y N	
24									Y N	
25									Y N	
26									Y N	
27									Y N	
28									Y N	
29									Y N	
30									Y N	
31									Y N	

Notes

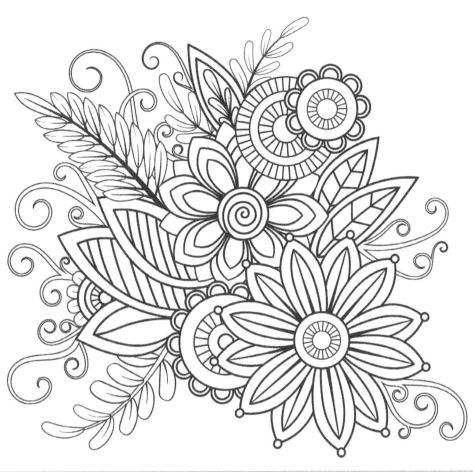

NOTES:

Blood Sugar Log

MONTH: _____

MY TARGET NUMBERS

Before Breakfast: After Meals:

Day	Breakfast		Lunch		Dinner		Bedtime		Exercise	I'm Feeling...
	Before	After	Before	After	Before	After	Before	After		
1									Y N	
2									Y N	
3									Y N	
4									Y N	
5									Y N	
6									Y N	
7									Y N	
8									Y N	
9									Y N	
10									Y N	
11									Y N	
12									Y N	
13									Y N	
14									Y N	
15									Y N	
16									Y N	
17									Y N	
18									Y N	
19									Y N	
20									Y N	
21									Y N	
22									Y N	
23									Y N	
24									Y N	
25									Y N	
26									Y N	
27									Y N	
28									Y N	
29									Y N	
30									Y N	
31									Y N	

Notes

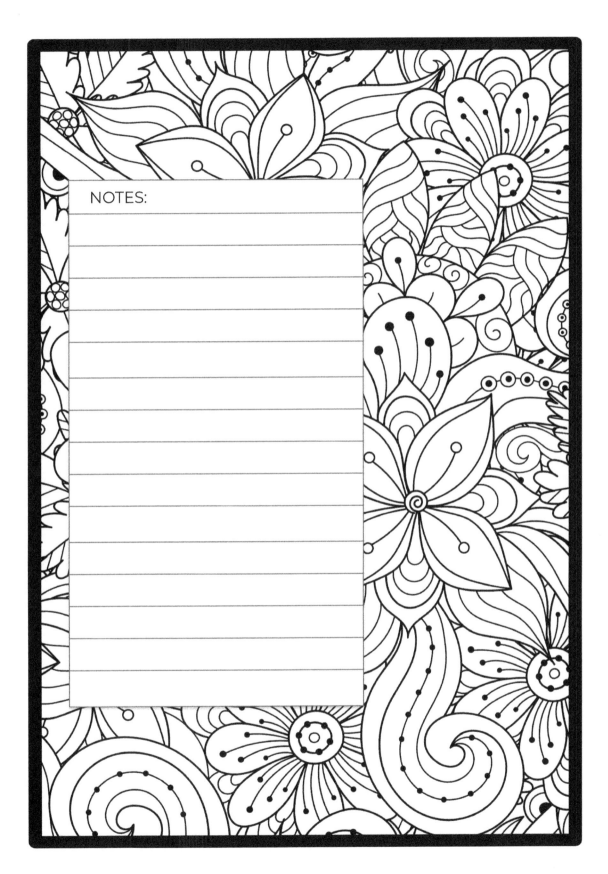

Blood Sugar Log

MONTH: _____

MY TARGET NUMBERS

Before Breakfast: After Meals:

Day	Breakfast		Lunch		Dinner		Bedtime		Exercise	I'm Feeling...
	Before	After	Before	After	Before	After	Before	After		
1									Y N	
2									Y N	
3									Y N	
4									Y N	
5									Y N	
6									Y N	
7									Y N	
8									Y N	
9									Y N	
10									Y N	
11									Y N	
12									Y N	
13									Y N	
14									Y N	
15									Y N	
16									Y N	
17									Y N	
18									Y N	
19									Y N	
20									Y N	
21									Y N	
22									Y N	
23									Y N	
24									Y N	
25									Y N	
26									Y N	
27									Y N	
28									Y N	
29									Y N	
30									Y N	
31									Y N	

Notes

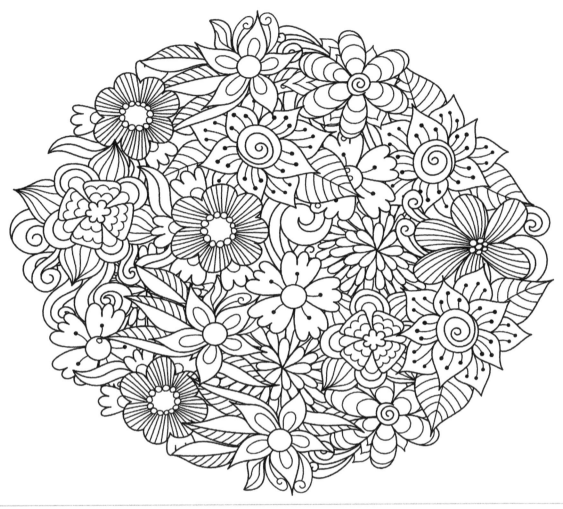

NOTES:

Blood Sugar Log

MONTH: _____

MY TARGET NUMBERS

Before Breakfast: After Meals:

Day	Breakfast		Lunch		Dinner		Bedtime		Exercise	I'm Feeling...
	Before	After	Before	After	Before	After	Before	After		
1									Y N	😊 ☹️ 😠 😌 😴 😢 😇
2									Y N	😊 ☹️ 😠 😌 😴 😢 😇
3									Y N	😊 ☹️ 😠 😌 😴 😢 😇
4									Y N	😊 ☹️ 😠 😌 😴 😢 😇
5									Y N	😊 ☹️ 😠 😌 😴 😢 😇
6									Y N	😊 ☹️ 😠 😌 😴 😢 😇
7									Y N	😊 ☹️ 😠 😌 😴 😢 😇
8									Y N	😊 ☹️ 😠 😌 😴 😢 😇
9									Y N	😊 ☹️ 😠 😌 😴 😢 😇
10									Y N	😊 ☹️ 😠 😌 😴 😢 😇
11									Y N	😊 ☹️ 😠 😌 😴 😢 😇
12									Y N	😊 ☹️ 😠 😌 😴 😢 😇
13									Y N	😊 ☹️ 😠 😌 😴 😢 😇
14									Y N	😊 ☹️ 😠 😌 😴 😢 😇
15									Y N	😊 ☹️ 😠 😌 😴 😢 😇
16									Y N	😊 ☹️ 😠 😌 😴 😢 😇
17									Y N	😊 ☹️ 😠 😌 😴 😢 😇
18									Y N	😊 ☹️ 😠 😌 😴 😢 😇
19									Y N	😊 ☹️ 😠 😌 😴 😢 😇
20									Y N	😊 ☹️ 😠 😌 😴 😢 😇
21									Y N	😊 ☹️ 😠 😌 😴 😢 😇
22									Y N	😊 ☹️ 😠 😌 😴 😢 😇
23									Y N	😊 ☹️ 😠 😌 😴 😢 😇
24									Y N	😊 ☹️ 😠 😌 😴 😢 😇
25									Y N	😊 ☹️ 😠 😌 😴 😢 😇
26									Y N	😊 ☹️ 😠 😌 😴 😢 😇
27									Y N	😊 ☹️ 😠 😌 😴 😢 😇
28									Y N	😊 ☹️ 😠 😌 😴 😢 😇
29									Y N	😊 ☹️ 😠 😌 😴 😢 😇
30									Y N	😊 ☹️ 😠 😌 😴 😢 😇
31									Y N	😊 ☹️ 😠 😌 😴 😢 😇

Notes

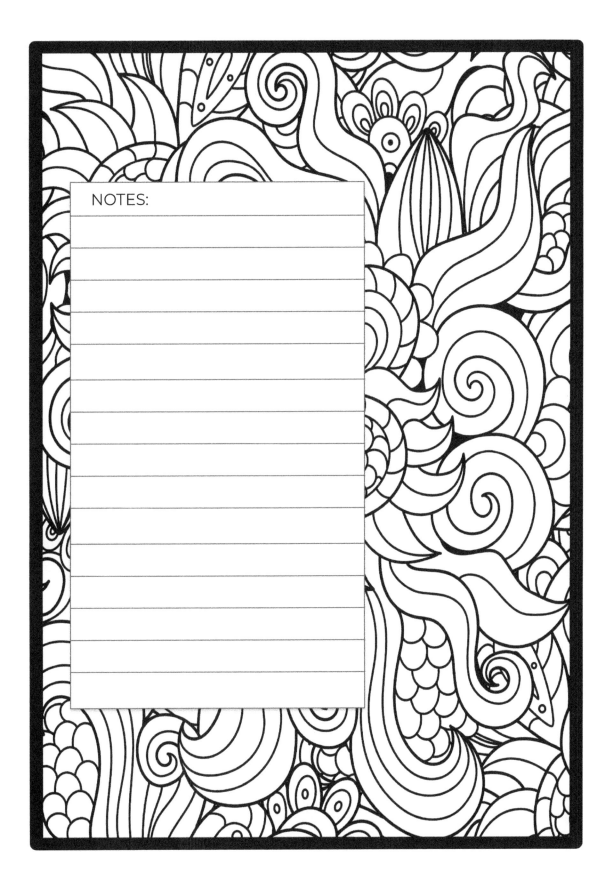

Blood Sugar Log

MONTH: _____

MY TARGET NUMBERS

Before Breakfast: After Meals:

Day	Breakfast		Lunch		Dinner		Bedtime		Exercise	I'm Feeling...
	Before	After	Before	After	Before	After	Before	After		
1									Y N	
2									Y N	
3									Y N	
4									Y N	
5									Y N	
6									Y N	
7									Y N	
8									Y N	
9									Y N	
10									Y N	
11									Y N	
12									Y N	
13									Y N	
14									Y N	
15									Y N	
16									Y N	
17									Y N	
18									Y N	
19									Y N	
20									Y N	
21									Y N	
22									Y N	
23									Y N	
24									Y N	
25									Y N	
26									Y N	
27									Y N	
28									Y N	
29									Y N	
30									Y N	
31									Y N	

Notes

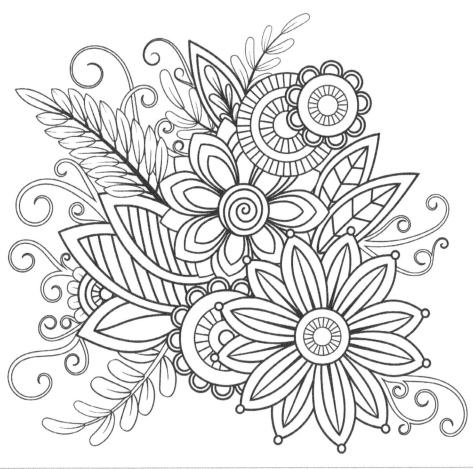

NOTES:

Blood Sugar Log

MONTH: _____

MY TARGET NUMBERS

Before Breakfast: After Meals:

Day	Breakfast		Lunch		Dinner		Bedtime		Exercise	I'm Feeling...
	Before	After	Before	After	Before	After	Before	After		
1									Y N	😊 ☹️ 😠 😐 😴 😢 😌
2									Y N	😊 ☹️ 😠 😐 😴 😢 😌
3									Y N	😊 ☹️ 😠 😐 😴 😢 😌
4									Y N	😊 ☹️ 😠 😐 😴 😢 😌
5									Y N	😊 ☹️ 😠 😐 😴 😢 😌
6									Y N	😊 ☹️ 😠 😐 😴 😢 😌
7									Y N	😊 ☹️ 😠 😐 😴 😢 😌
8									Y N	😊 ☹️ 😠 😐 😴 😢 😌
9									Y N	😊 ☹️ 😠 😐 😴 😢 😌
10									Y N	😊 ☹️ 😠 😐 😴 😢 😌
11									Y N	😊 ☹️ 😠 😐 😴 😢 😌
12									Y N	😊 ☹️ 😠 😐 😴 😢 😌
13									Y N	😊 ☹️ 😠 😐 😴 😢 😌
14									Y N	😊 ☹️ 😠 😐 😴 😢 😌
15									Y N	😊 ☹️ 😠 😐 😴 😢 😌
16									Y N	😊 ☹️ 😠 😐 😴 😢 😌
17									Y N	😊 ☹️ 😠 😐 😴 😢 😌
18									Y N	😊 ☹️ 😠 😐 😴 😢 😌
19									Y N	😊 ☹️ 😠 😐 😴 😢 😌
20									Y N	😊 ☹️ 😠 😐 😴 😢 😌
21									Y N	😊 ☹️ 😠 😐 😴 😢 😌
22									Y N	😊 ☹️ 😠 😐 😴 😢 😌
23									Y N	😊 ☹️ 😠 😐 😴 😢 😌
24									Y N	😊 ☹️ 😠 😐 😴 😢 😌
25									Y N	😊 ☹️ 😠 😐 😴 😢 😌
26									Y N	😊 ☹️ 😠 😐 😴 😢 😌
27									Y N	😊 ☹️ 😠 😐 😴 😢 😌
28									Y N	😊 ☹️ 😠 😐 😴 😢 😌
29									Y N	😊 ☹️ 😠 😐 😴 😢 😌
30									Y N	😊 ☹️ 😠 😐 😴 😢 😌
31									Y N	😊 ☹️ 😠 😐 😴 😢 😌

Notes

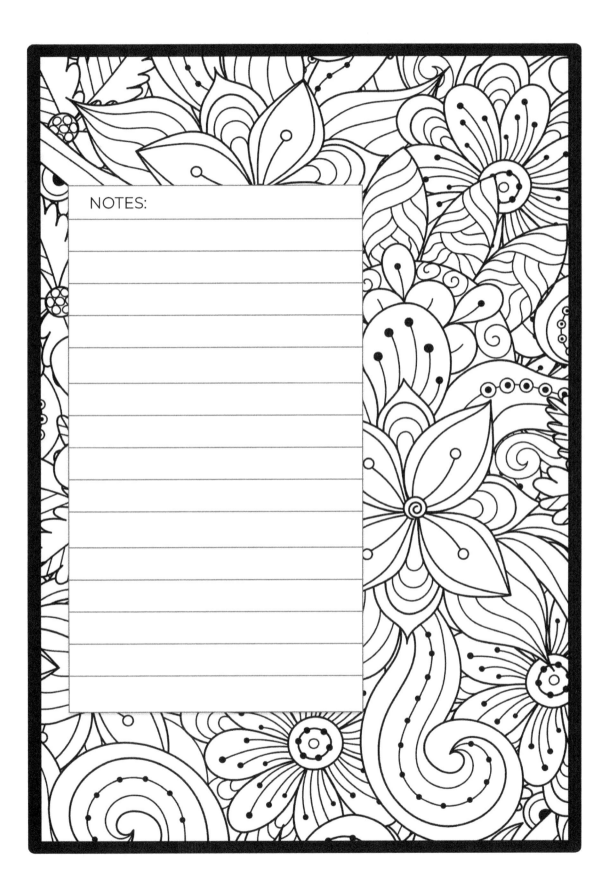

Blood Sugar Log

MONTH: _____

MY TARGET NUMBERS

Before Breakfast: After Meals:

Day	Breakfast		Lunch		Dinner		Bedtime		Exercise	I'm Feeling...						
	Before	After	Before	After	Before	After	Before	After								
1									Y N							
2									Y N							
3									Y N							
4									Y N							
5									Y N							
6									Y N							
7									Y N							
8									Y N							
9									Y N							
10									Y N							
11									Y N							
12									Y N							
13									Y N							
14									Y N							
15									Y N							
16									Y N							
17									Y N							
18									Y N							
19									Y N							
20									Y N							
21									Y N							
22									Y N							
23									Y N							
24									Y N							
25									Y N							
26									Y N							
27									Y N							
28									Y N							
29									Y N							
30									Y N							
31									Y N							

Notes

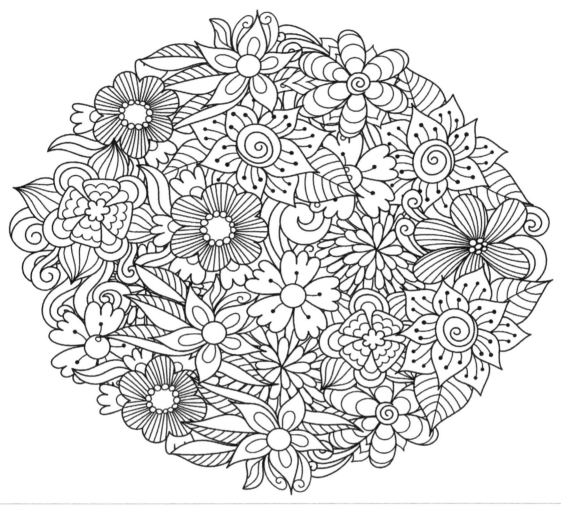

NOTES:

www.ingramcontent.com/pod-product-compliance
Lightning Source LLC
Chambersburg PA
CBHW082245200125
20634CB00012B/1274